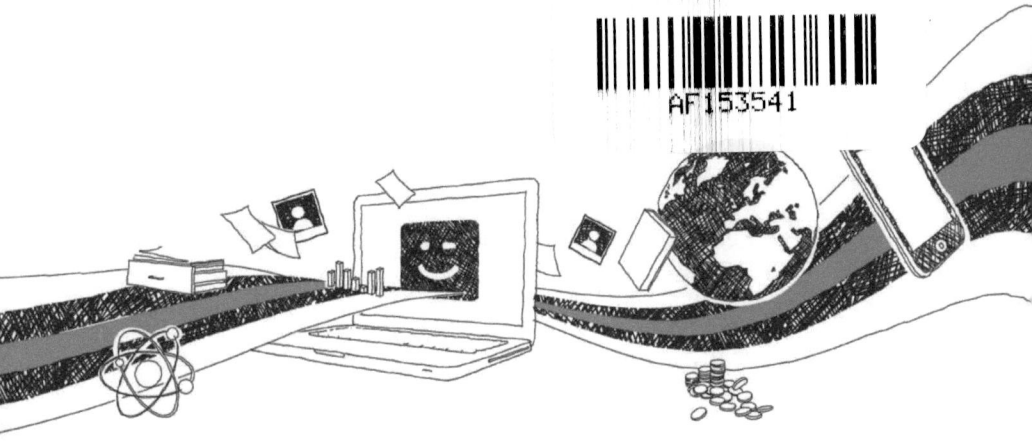
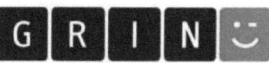

# Kraftvoll vorwärts. Ein 6-Monats-Trainingsplan für Personen mit 6-12 Monaten Krafttrainingserfahrung

Eva Antony

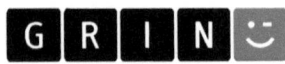

**Bibliografische Information der Deutschen Nationalbibliothek:**

Die Deutsche Nationalbibliothek verzeichnet diese Publikation in der
Deutschen Nationalbibliografie; detaillierte bibliografische Daten sind
im Internet über http://dnb.d-nb.de abrufbar.

ISBN: 9783346939548
Dieses Buch ist auch als E-Book erhältlich.

© GRIN Publishing GmbH
Trappentreustraße 1
80339 München

Druck und Bindung: Books on Demand GmbH, Norderstedt Germany
Gedruckt auf säurefreiem Papier aus verantwortungsvollen Quellen

Das Buch bei GRIN: https://www.grin.com/document/1393936

# Hausarbeit

| | |
|---|---|
| **Name, Vorname** | Antony, Eva |
| **Studiengang** | Gesundheitsmanagement |
| **Studienmodul** | Trainingslehre 1 |
| **Datum Präsenzphase** <br> (siehe Ergebnisdokumentation) | 21.08-24.08.2023 |

# Inhaltsverzeichnis

# 1 DIAGNOSE

## 1.1 Allgemeine und biometrische Daten

Tab. 1: Allgemeine und biometrische Daten

| Bewertungsparameter | Daten zur Person |
|---|---|
| Name | Frau A. |
| Alter | 25 Jahre |
| Geschlecht | weiblich |
| Körpergröße | 166 cm |
| Gewicht | 66 kg |
| Blutdruck | 119/75 mmHg. Der optimale Blutdruck liegt laut der AHA (American Heart Association) unter 120/80 mmHg. Werte in diesem Bereich gelten als optimal, weil sie auf eine effiziente Durchblutung hinweisen (vgl. Manica er al., 2013, S. 1286). |
| Ruhepuls | Ihr Ruhepuls liegt bei 50 Schlägen pro Minute. Eine niedrige Ruheherzfrequenz deutet auf eine gute kardiovaskuläre Fitness hin und wird oft als „Sportlerpuls" oder „Sportherz" bezeichnet (vgl. Weineck, 1998, S.88). |
| BMI | 23,9 liegt im Normalbereich WHO (18.5-24.9) (vgl. WHO, 2000, S.9) |
| Motive fürs Krafttraining | Muskelaufbau, Körperformung, bessere Fitness (bis vor kurzem wurde ein Muskelaufbautraining durchgeführt) |
| Berufliche Tätigkeit | Gesundheitsmanagerin |
| Zeitbudget | 3x pro Woche (zusätzlich zum Cheerleading) |
| Sportliche Vorgeschichte | Geübte, 7 Monate Krafttrainingserfahrung, 6 x pro Woche, 3x Cheerleading á 3h pro Woche seit 6 Monaten. Frühere sportliche Aktivitäten: Beachvolleyball im Verein (2x/Woche/ über 12 Monate) |
| Gesundheitszustand | Die Kundin präsentiert einen makellosen Gesundheitszustand, ohne bekannte gesundheitliche Probleme oder Vorerkrankungen, berichtet jedoch gelegentlich über Rückenschmerzen, die auf alltagsbedingtes, längeres Sitzen zurückzuführen sind. |

## 1.2 Krafttestung

Für die Testperson wurde der Mehrwiederholungskrafttest nach Marschall & Fröhlich gewählt, auch bekannt als X-RM-Test (X-Repetition-Maximum). Dieser Test ermittelt das maximale Gewicht, das für eine zuvor festgelegte Anzahl von Wiederholungen bewältigt werden kann. Im Vergleich dazu wird beim Maximalkrafttest (1-RM) die Maximalkraft bestimmt, um submaximale Trainingsintensitäten abzuleiten. Normalerweise wählt der Tester die Wiederholungszahl, die auch im ersten Mesozyklus des Trainings verwendet werden soll, um die richtige Intensität für nachfolgende Trainingseinheiten abzuleiten (Gail, Argauer & Künzel, 2015, S.49).

Die Wahl dieses Tests ist für die Probandin sinnvoll, da sie keine Erfahrung mit maximalen Belastungen des Bewegungsapparates hat, wie sie beim Maximalkrafttest auftreten. Darüber hinaus sollte die hohe psychische Belastung bei One-Repetition-Maximum-Tests berücksichtigt werden (Marshall& Fröhlich, 1999, S. 311-315).

### 1.2.1 Begründung der Auswahl des Testverfahrens

Da Frau A. eine Geübte Sportlerin ist, und sich im Fitnesssport bewegt, wird der zuvor beschriebene Mehrwiederholungskrafttest gewählt. Als Methode wird der ILB-Test (individuelle-Leistungsbild-Methode) angewandt, da dieser speziell für den Fitness- und Gesundheitssport entwickelt wurde (Strack & Eifler, 2005, S.153).

### 1.2.2 Detaillierte Beschreibung des Testverfahren

Der beschriebene X-RM-Test wird jeweils zu Beginn der jeweiligen Mesozyklen des Makrozyklus durchgeführt, wie soeben beschrieben. Dabei wird der Wert X dreimal verwendet: einmal mit 20 Wiederholungen, dann mit 10 Wiederholungen und schließlich mit 5 Wiederholungen. Ziel des Mehrwiederholungskrafttests ist somit nicht die Messung des 1-RM, sondern die Ermittlung des maximal bewältigbaren Gewichts für eine vorher definierte Wiederholungszahl (vgl. Strack & Eifler, 2005b).

Da das Hauptziel dieses Tests für den Mesozyklus Muskelaufbau ist, wird „X" auf 10 Wiederholungen festgelegt. Diese Anzahl dient als Grundlage für die Trainingsplanung in diesem Mesozyklus.

Der Test wird mit verschiedenen Übungen durchgeführt darunter Kniebeuge, Hip Thrust, Fliegende, Überzüge, Latzug zur Brust, enges Rudern, Seitheben mit Kurzhanteln, Bizeps mit Langhantel, Trizeps am Kabelzug, Hyperextension, Rumpfextension, -Flexion, -Lateralflexion und Rumpfrotation. Dies stellt sicher dass alle Muskeln beansprucht werden und ermöglicht die direkte Ableitung des Startgewichts für den Mesozyklus. In dieser Wochenplanung werden unterschiedliche Übungen sowohl an Maschinen als auch mit Eigenkörpergewicht, mit freien Gewichten und Seilzügen ausgeführt. Somit werden verschiedene Arbeitswinkel für die Muskelgruppen stimuliert. Die Übungsauswahl orientiert sich am Trainingsstatus sowie an den Trainingsmotiven von der Probandin. Freihanteltraining fördert funktionale Kraft, Stabilität und Bewegungsfreiheit besser als Maschinentraining und dazu arbeitet mehr Muskelmasse, was zu ganzheitlicheren und effektiveren Ergebnissen führt. (vgl. Haff, 2000) Aufgrund der Einstufung als „Geübte" ist der Anteil der Freihantelübungen hier deutlich höher als das Maschinengeführte Training.

Der Test beginnt mit einem allgemeinen Aufwärmen, bei dem die Person fünf Minuten locker auf dem Laufband läuft. Anschließend folgt ein spezielles Aufwärmen mit einem Aufwärmsatz am ersten Testgerät, bei dem 50% der ersten Gewichtslast für 10 Wiederholungen verwendet werden. Es werden bis zu drei Testsätze durchgeführt, wobei der Trainer die Gewichtslast und die Steigerung für jeden Testsatz abschätzt. Zwischen den Sätzen nimmt die Person mindestens drei Minuten Pause, um ihre Kraft wiederherzustellen. Der Test wird an verschiedenen Tagen durchgeführt, um ausreichende Regenerationszeit zu gewährleisten (Eifler, 2013, S. 111).

### 1.2.3 Test mit Testergebnissen

In der folgenden Tabelle sind die Tests mit Testgewichten, Testsätzen und Testergebnissen für alle Testübungen dargestellt. Die Anfangsgewichte wurden intraindividuell ausgewählt, und die Intensität der Testgewichte bewegt sich etwa im Bereich von 60-80%.

Tab. 2 Testergebnisse X-RM-Test

| Übungen | Wdh. | Satz 1 | Satz 2 | Satz 3 | Ergebnis |
|---|---|---|---|---|---|
| **Langhantel Kniebeuge** | 10 | 50kg | 60kg | 70kg | 70 kg |
| **Hip Thrust an der Maschine** | 10 | 20kg | 25kg | 30kg | 30kg |
| **KH- Fliegende Schrägbank** | 10 | 2kg | 2,5kg | / | 2,5kg |
| **Überzüge am Seilzug** | 10 | 15kg | 20kg | 25kg | 25kg |
| **Latzug vertikal zur Brust (OG weit)** | 10 | 15kg | 20kg | 25kg | 25kg |
| **Rudern am Seilzug horizontal (NG eng)** | 10 | 15kg | 20kg | 25kg | 25kg |
| **Kurzhantel Seitheben** | 10 | 2kg | 2,5kg | 3kg | 3kg |
| **LH- Armbeugen** | 10 | 5kg | 7,5kg | 10kg | 10kg |
| **Armstrecken am Seilzug** | 10 | 5kg | 10kg | / | 10kg |
| **Rumpfzirkel aus funktionsgymnastischen Übungen: Rumpfextension, -Flexion, -Lateralflexion, -Rotation** | 10 | 5kg | 10kg | 15kg | 15kg |

**1.2.4  Schlussfolgerung für die weitere Trainingssteuerung und Planung**

Die Probandin hat die Testübungen erfolgreich absolviert und gute Ergebnisse erzielt, was bedeutet, dass keine Defizite für die weitere Steuerung bestehen. Wir können nun mit der Planung beginnen. Basierend auf den Daten können wir die Trainingsintensitäten ableiten. In einem ILB-Trainingsplan wird angenommen, dass eine Geübte etwa 60-80% des X-RM-Tests für das Training erreicht. Die Ergebnisse werden gespeichert, um spätere Vergleiche mit alten Werten bei erneuten Tests zu ermöglichen (vgl. Eifler, 2013, S. 74).

# 2 ZIELSETZUNG / PROGNOSE

## 2.1 Tabelle zur Ableitung der Trainingsziele

Tab. 3: Zielsetzung

| Inhalt | Ausmaß | Zeit |
|---|---|---|
| Rückenstärkung | Kraftsteigerung in ausgewählten Rückenmuskelübungen / schmerzfrei auf Arbeit | In 6 Monaten |
| Muskelaufbau | Ein Zuwachs von 4 kg fettfreier Muskelmasse | In 6 Monaten |
| Verbesserung Maximalkraft | Sprungkraft verbessern beim Cheerleading | In 8 Wochen |

## 2.2 Begründung der ausgewählten Trainingsziele

Die Probandin gibt an, dass sie ihren Rücken gerne stärken möchte um beim Cheerleading mehr Flexibilität für die Rückbeuge-Übungen zu gewinnen. Außerdem möchte sie ihre Jobbedingten Rückenschmerzen sekundär-präventiv angehen. Durch das lange sitzen in ihrem Job werden ihre Rumpfmuskeln geschwächt. Gleichzeitig nimmt sie automatisch Körperhaltungen ein, bei denen die Muskeln nicht aktiviert werden, die zum Stützen und stabilisieren von Rumpf und Wirbelsäule wichtig sind. (vgl. Froböse, 1992, S. 4-8). Daher bietet sich ein gezielter Muskelaufbau zur Stärkung der Rumpfmuskulatur an.

Zudem möchte sie ihre Kraft- und Ausdauerleistung beim Cheerleading erhöhen um der Leistungsdynamik im Wettkampf standhalten zu können. Hierfür benötigt sie ein angepasstes Kraft-Ausdauertraining mit dem Fokus auf ihre sportartspezifischen Besonderheiten. „Schnellkraft ist die Fähigkeit des neuromuskulären Systems einen möglichst großen Impuls (Kraftstoß) innerhalb einer verfügbaren Zeit zu entfalten" (Güllich & Schmidtbleicher, 1999, S. 225). Da die Probandin aktiv Cheerleading betreibt, ist die Steigerung ihrer Sprungkraft von entscheidender Bedeutung, da diese als Schlüsselkomponente für ihre Leistung gilt. Daher sollte sie ein spezielles Schnellkrafttraining durchführen, das gezielt auf die Verbesserung ihrer Sprungkraft abzielt, um ihre Leistung im Cheerleading zu maximieren.

# 3 TRAININGSPLANUNG MAKROZYKLUS

## 3.1 Tabelle Makrozyklusplanung

Tab. 4: Makrozyklus

|  | Blockperiodi-sierung Kraftaus-dauer | Blockperiodi-sierung Muskelaufbau | Blockperiodi-sierung Muskelaufbau | Blockperiodi-sierung Maximalkraft |
|---|---|---|---|---|
| **Mesozyklus-dauer** | 6 Wochen | 8 Wochen | 8 Wochen | 6 Wochen |
| **Ziel** | Kraftausdauer | Muskelaufbau | Muskelaufbau | Maximalkraft |
| **Wdh.** | 20 | 10 | 5 | 8 |
| **Einheiten/ Woche** | 3 | 3 | 3 | 3 |
| **Übungen/ Muskel-gruppe** | 1-2 | 1-2 | 1-2 | 1-2 |
| **Organisation** | GK | GK | GK | GK |
| **Sätze/ Übung** | 2 | 2 | 2 | 2 |
| **Intensität** | 60-80% ILB von 20-RM | 60-80% ILB von 12-RM | 60-80% ILB von 8-RM | 60-80% ILB von 5-RM |
| **Satzpausen** | 60 sek | 60 sek | 90 sek | 120 sek |
| **Bewegungs-tempo** | Langsam-zügig | Langsam-zügig | explosiv | explosiv |

## 3.2 Begründung Makrozyklusdarstellung

### 3.2.1 Trainingsmethode

In Tabelle 4 wird die Makrozyklusplanung für die Probandin dargestellt. Dabei wurde die ILB-Methode mit einem deduktiven Ansatz als Trainingsmethode gewählt und eine Blockperiodisierung als Periodisierungsmodell angewendet. Dieser Makrozyklus berücksichtigt verschiedene Aspekte der motorischen Fähigkeit Kraft, darunter Kraftausdauer, Muskelaufbau-, und Maximalkrafttraining. Da die Probandin bis vor kurzem ein Muskelaufbautraining absolviert hat, startet der Makrozyklus zunächst mit einem Kraftausdauertraining. Diese Methode zielt darauf ab, die Ausdauerleistungen der Muskeln zu verbessern, indem der Körper lernt, eine gleichbleibende Belastung über einen längeren Zeitraum standzuhalten. (vgl. Martin et al.,1993, S. 173). Dieses Training eignet sich gut als Einstieg um ihr Ziel, Muskelzuwachs, in der geplanten Zeit zu erreichen.

Der Schwerpunkt liegt aufgrund der spezifischen Trainingsmotive der Probandin auf dem Muskelaufbautraining. Unter Beachtung ihres Leistungsniveaus sowie ihrer Motivation und Geschwindigkeit ihrer Trainingsanpassungen hat sich In der Praxis des Fitness- und Gesundheitssports eine Mesozyklusdauer von sechs bis acht Wochen bewährt. Anschließend folgt das Muskelaufbautraining das darauf abzielt den Querschnitt der Muskelfasern zu vergrößern und somit die Gesamtkraft des Muskels zu steigern. Nach dem ersten Mesozyklus ist die Frau bereit für das Muskelaufbautraining im zweiten Mesozyklus, bei dem sie die Last erhöht und die Wiederholungszahl reduziert, um ihre Kraft weiter zu steigern.

Im dritten Mesozyklus kommt das Maximalkrafttraining, das darauf abzielt, die Muskeln auf kurze, kraftvolle Belastungen vorzubereiten. Dieser Schritt erfolgt erst nachdem die Belastungen in Kraftausdauer- und Muskelaufbautraining angepasst wurden.

Der vierte und letzte Mesozyklus konzentriert sich auf Schnellkrafttraining, bei dem die Muskeln zu maximal schneller Kontraktion angeregt werden. Diese Methode verbessert beispielsweise die Sprungkraft. Es ist wichtig, diese Schritte in dieser Reihenfolge zu durchlaufen, um die Muskeln optimal auf die verschiedenen Anforderungen vorzubereiten.

### 3.2.2 Belastungsparameter

Die Trainingsmethode wird jeweils an 3 Tagen pro Woche absolviert. Die Probandin bestätigt, dass sie dieses wöchentliche Pensum, imstande zu leisten ist. Aufgrund ihres Ganzkörper-Trainingsplans haben die Muskeln ausreichend Regenerationszeit zwischen den einzelnen Trainingstagen. Da sie sich auf einen Ganzkörperplan konzentriert, sind ein zwei Übungen pro Muskelgruppe ausreichend, um sicherzustellen, dass das Training nicht zu langwierig wird. Der Rücken wird etwas intensiver trainiert, aber insgesamt strebt die Probandin eine gleichmäßige Stärkung ihrer Muskulatur im gesamten Körper an. Für jede Übung werden 3 Sätze mit einer Belastungsintensität von 70% durchgeführt, da dies der Standardansatz der ILB-Methode ist. (Vgl. Eifler, 2013, S.74)

### 3.2.3 Organisationsform

Ihr Hauptziel besteht darin ihre Muskelmasse zu erhöhen und dafür benötigt sie pro Muskelgruppe mindestens zwei Trainingsreize pro Woche (Fröhlich& Schmidtbleicher, 2008, S.4-12). Da sie an drei Tagen pro Woche trainieren möchte, entscheidet sie sich für einen Ganzkörpertrainingsplan, bei dem idealerweise zwischen den Trainingseinheiten ein bis höchstens zwei Tage Pause liegen. (Bishop, Jones& Woods, 2008; Jones, Bishop, Richardson & Smith, 2006). In ihrem ersten Makrozyklus wird kein Splittraining verwendet, da die ILB-Methode einen Splitplan erst im fortgeschrittenen Stadium empfiehlt. Aufgrund ihrer persönlichen Vorlieben möchte die Probandin das Training gerne an Stationen durchführen.

### 3.2.4 Periodisierung

Die klassisch- deduktive Periodisierung zielt auf eine Maximierung der Kraftleistung ab. (Eifler, 2013, S. 57)

# 4 TRAININGSPLANUNG MESOZYKLUS

Die Tab. 5 stellt die Übungsauswahl für die Probandin vor. Die Übungsauswahl orientiert sich am Trainingsstatus sowie an den Trainingsmotiven der Probandin.

## 4.1 Tabelle Mesozyklusplanung

Tab. 5: Mesozyklus

**Muskelaufbautraining über 6 Wochen**

**an 3 Tagen pro Woche im Ganzkörpertraining**

| Übungen | Wdh. | Intensität Woche 1 | Intensität Woche 2 | Intensität Woche 3 | Intensität Woche 4 | Intensität Woche 5 | Intensität Woche 6 |
|---|---|---|---|---|---|---|---|
| Langhantel Kniebeuge | 20 | 60 | 60 | 70 | 70 | 80 | 80 |
| Hip Thrust an der Maschine | 20 | 60 | 60 | 70 | 70 | 80 | 80 |
| KH- Fliegende Schrägbank | 20 | 60 | 60 | 70 | 70 | 80 | 80 |
| Überzüge am Seilzug | 20 | 60 | 60 | 70 | 70 | 80 | 80 |
| Latzug vertikal zur Brust (OG weit) | 20 | 60 | 60 | 70 | 70 | 80 | 80 |
| Rudern am Seilzug horizontal (NG eng) | 20 | 60 | 60 | 70 | 70 | 80 | 80 |
| Kurzhantel Seitheben | 20 | 60 | 60 | 70 | 70 | 80 | 80 |
| LH- Armbeugen | 20 | 60 | 60 | 70 | 70 | 80 | 80 |
| Armstrecken am Seilzug | 20 | 60 | 60 | 70 | 70 | 80 | 80 |
| Rumpfzirkel aus funktionsgymnastischen Übungen: Rumpfextension, -Flexion, -Lateralflexion, -Rotation | 20 | 60 | 60 | 70 | 70 | 80 | 80 |

## 4.2 Begründung Mesozyklusdarstellung

Beim Krafttraining beginnt man nach der allgemeinen und spezifischen Erwärmung, mit dem Training der großen Muskelgruppen, gefolgt von den kleineren Muskelgruppen. Die großen Muskelgruppen umfassen Bein-, Gesäß-, Rücken-, und Brustmuskeln während Schulter-, und Armmuskeln zu den kleineren Muskelgruppen gehören. Die kleineren Muskeln werden später trainiert, da sie schneller ermüden. Eine korrekte Übungsausführung ist entscheidend und kann nur gewährleistet werden, wenn die kleinen Muskeln noch nicht erschöpft sind (Kieser, 2015). Aufgrund der Einstufung als „Geübte" Sportlerin, ist der Anteil der Freihantelübungen hier deutlich höher als das Maschinengeführte Training. Der Schwerpunkt in der Übungsauswahl liegt auf mehrgelenkigen Übungen, die durch Übungen mit freien Gewichten und Seilzugübungen ergänzt werden. Diese Betonung auf mehrgelenkigen Übungen zielt darauf ab, die intramuskuläre Koordination und Beweglichkeit zu verbessern. Solche Übungen sind äußerst wirksam, um Verluste in Bezug auf alltägliche Bewegungen zu verhindern, da natürliche Bewegungen immer mehrgelenkig sind. (Hois & Ziegner, 2006, S. 18-25). Bezogen auf Muskelgruppen liegt der Fokus auf einem Oberkörpertraining. Durch die mehrgelenkigen Oberkörperübungen werden Schulter-, und Armmuskeln mittrainiert. Dies geschieht um Alltags-, und berufsbedingte Bewegungsmuster zu trainieren und die stabilisierenden Muskeln zur Gelenkfixierung anzusprechen (Höhn, 2015, S.16).

### 4.2.1 Bein- und Gesäßmuskulatur

Die Probandin beginnt mit Kniebeugen, um hauptsächlich den vierköpfigen Oberschenkelmuskel, den großen Gesäßmuskel und den Beinbeuger zu trainieren. Anschließend wechselt sie zur Gluteusmaschine (Hüftstrecken am Gerät), die vor allem den großen Gesäßmuskel stärkt. Diese beiden Übungen zielen darauf ab, die dorsale Muskelkette zu trainieren und betonen insbesondere eine wichtige Muskelgruppe: die ischiocrurale Muskulatur. Diese Muskeln sind entscheidend für schnelle Beschleunigungen, wie sie beispielsweise bei Sprüngen erforderlich sind.

### 4.2.2 Große Rückenmuskulatur

Als nächstes widmet sich die Probandin den großen Rückenmuskeln. Beim Latzug und den Überzügen werden vor allem der breite Rückenmuskel gefordert aber auch der Kapuzenmuskel und der Bizeps werden trainiert. Zusätzlich absolviert sie das enge Rudern am Kabelzug. Dabei werden mehrere Muskeln gleichzeitig trainiert, hauptsächlich der breite Rückenmuskel aber auch der hintere Teil des Deltamuskels, der Bizeps und der Kapuzenmuskel. In dieser Einheit dominieren Komplexe Zugübungen für die Rücken-muskulatur, welche die hintere Schultermuskulatur und die Armbeugemuskulatur syner-gistisch mittrainieren. Insgesamt umfasst ihr Trainingsprogramm drei Übungen, die zur Verbesserung der Körperhaltung beitragen, die Wirbelsäule unterstützen, die Stabilität und Beweglichkeit steigern und gezielt die Rückenmuskulatur stärken. Bei den gewählten freien Übungen werden auch die tieferliegenden Rückenmuskeln beansprucht (vgl. Froböse, 2011, S.11).

### 4.2.3 Brustmuskulatur

Um ihre Brustmuskulatur zu trainieren, nutzt die Probandin die Schrägbank. Die "Flie-genden" - Übung an der Schrägbank bietet vielfältige Trainingsreize, da sie verschiedene Arbeitswinkel integriert, was die Muskulatur immer wieder herausfordert. Dies trägt zur Abwechslung und Motivation im Training bei. Diese Übung an der Schrägbank trainiert alle Teile des großen Brustmuskels. Zusätzlich sind mehrgelenkige Übungen, Übungen mit freien Gewichten, funktionelle Kraftübungen und Übungen an Seilzügen besonders für die Übertragbarkeit auf alltägliche, berufliche und sportliche Bewegungsanforderun-gen von Vorteil. (Hois&Ziegner, 2006).

### 4.2.4 Schultermuskulatur

Für die Schultermuskeln führt die Trainierende die Übung des Seithebens mit Kurzhan-teln durch. Diese Übung trainiert alle Anteile des Deltamuskels und stärkt auch den obe-ren Teil des Kapuzenmuskels. Zudem unterstützen starke Schultern eine aufrechte Hal-tung und helfen dabei, Haltungsprobleme wie den Rundrücken zu verhindern oder zu verbessern. Eine starke Schultermuskulatur kann außerdem dazu beitragen, Spannungen im Nacken und im oberen Rückenbereich zu reduzieren, die durch schlechte Haltung oder langanhaltende sitzende Tätigkeiten, wie bei der Probandin, verursacht werden.

### 4.2.5 Armmuskulatur

Um den Trizeps gezielt zu trainieren nutzt die Probandin die Übung Armstrecken am Seilzug. Für das Training des Bizepses führt sie Armbeugen mit der Langhantel durch. Starke Armmuskeln helfen bei alltäglichen Aktivitäten wie Heben, Tragen, Ziehen und Schieben von Gegenständen. Das erleichtert die Bewältigung von täglichen Aufgaben und verringert das Verletzungsrisiko.

### 4.2.6 Rumpfmuskulatur

Um den Rückenstrecker zu trainieren verwendet die Trainierende eine Schrägbank auf der sie ihren Oberkörper in Verlängerung der Wirbelsäule, in die neutral-Null-Position, ausrichtet. Diese Übung beansprucht auch den großen Gesäßmuskel und die ischiocrurale Muskulatur, an der Rückseite der Oberschenkel. Es handelt sich um eine Übung welche die dorsale Muskelkette beansprucht und somit zur Stärkung des Rückens beiträgt. Für die Rumpfmuskulatur absolviert die Probandin einen Unterarmstütz mit seitlicher Beckenkippung. Diese dynamische Übung stärkt nicht nur die ventrale und laterale, sondern auch die rotatorische Muskelkette. Die seitlichen Bauchmuskeln werden durch die Übung „Russian Twist" trainiert. Diese Übung beansprucht nicht nur die äußeren und inneren schrägen Bauchmuskeln, sondern auch die geraden Bauchmuskeln. Dabei handelt es sich um Übungen die gezielt auf eine Stärkung der ventralen, lateralen und rotatorischen Muskelketten abzielen. Einige Autoren betonen, dass unabhängig von der Art der Übungen und den Trainingszielen immer die Rumpfmuskulatur gestärkt werden sollte. Dies liegt daran, dass eine gut entwickelte Rumpfmuskulatur die Grundlage für starke Muskeln in den Extremitäten bildet (vgl. Bompa & Carrera, 2005, S. 47 f.).

# 5 LITERATURRECHERCHE

Tab. 6: Recherche zweier Primärstudien

|  | Primärstudie | Primärstudie |
|---|---|---|
| Titel der Studie | Effects of functional resistance training on fitness and quality of life in females with chronic non-specific low-back pain | Periodized resistance training for persistent non-specific low back pain: a mixed methods feasibility study |
| Autor(en) der Studie | Juan M Cortell-Tormo 1, Pablo Tercedor Sánchez 2, Ivan Chulvi-Medrano 1, Juan Tortosa-Martínez 1, Carmen Manchado-López 1, Salvador Llana-Belloch 3, Pedro Pérez-Soriano 3 | Svein O Tjøsvoll 1, Paul J Mork 2, Vegard M Iversen 2, Marit B Rise 3, Marius S Fimland 1 4 |
| Erscheinungsjahr | 2018 | 2020 |
| Fragestellung | Welche Rolle spielt funktionelles Training bei Menschen mit chronischen unspezifischen Schmerzen im unteren Rücken? | Welche Rolle spielt betreutes schweres Krafttraining für Menschen mit chronischen unspezifischen Rückenschmerzen? |
| Zielsetzung | Das Ziel der vorliegenden Studie ist es, den Beitrag der körperlichen Fitness zur Lebensqualität von Menschen mit chronischen unspezifischen Schmerzen im unteren Rücken zu ermitteln. | Das Ziel der vorliegenden Studie ist es, den Beitrag der körperlichen Fitness zur Lebensqualität von Menschen mit chronischen unspezifischen Schmerzen im unteren Rücken zu ermitteln. |
| Informationen zur Stichprobe | • 19 Frauen mit CLBP (Chronic Low Back Pain)<br>• 12 Wochen, 24 Einheiten an 2 Tagen pro Woche<br>• Vorraussetzung: Tests zu Beginn und nach 12 Wochen<br>• Diagnose: chronische Schmerzen im unteren Rücken gemäß ICD-10 | • 25 Personen mit CLBP<br>• 16 Wochen, 2x/Woche Ganzkörper Training<br>• Vorraussetzung: 1RM-Test zu Beginn, nach 6 und nach 16 Wochen<br>• Diagnose: chronische Schmerzen im unteren Rücken gemäß ICD-10 |
| Untersuchungsdesign | • Studiendesign: randomisierte kontrollierte Studie<br>• Form: Interview, vollstrukturiert<br>• Messungen/ Tests: 8 nach EQ | • Studiendesign: randomisierte klinische Studie<br>• Form: Interview, vollstrukturiert<br>• Messungen/ Tests: 4 nach EQ |
| Hauptergebnisse | Die Ergebnisse der vorliegenden Studie deuten darauf hin, dass einige Variablen der körperlichen Fitness mit der Lebensqualität von Menschen mit schweren chronischen Rückenschmerzen zusammenhängen. Die Verbesserung der körperlichen Fitness dieser Bevölkerungsgruppe sollte ein vorrangiges Ziel sein | Periodisiertes Krafttraining mit wöchentlicher wellenförmiger Periodisierung ist eine praktikable Trainingsmethode für diese Gruppe von Personen mit anhaltendem unspezifischem LBP. Eine randomisierte klinische Studie sollte die Wirksamkeit einer solchen Intervention bewerten. |

# 6 LITERATURVERZEICHNIS

Bishop, P. A., Jones, E. & Woods, A. K. (2008). Recovery from resistance training: a brief review. Journal of Strength and Conditioning Research, 22 (3), 1015–1024.

Bompa, T. O. & Carrera, M. C. (2005). Periodization training for sports. Science-based strength and conditioning plans for 20 sports (2. ed.). Champaign, IL: Human Kinetics.

Cortell-Tormo JM, Sánchez PT, Chulvi-Medrano I, Tortosa-Martínez J, Manchado-López C, Llana-Belloch S, Pérez-Soriano P. Effects of functional resistance training on fitness and quality of life in females with chronic nonspecific low-back pain. J Back Musculoskelet Rehabil. 2018 Feb 6;31(1):95-105. doi: 10.3233/BMR-169684. PMID: 28826168. Zugriff am 04.09.2023. Verfügbar unter https://pubmed.ncbi.nlm.nih.gov/28826168/#:~:text=Conclusion%3A%20Periodized%20functional%20resistance%20training,used%20safely%20in%20this%20population.

Eifler, C. (2000). Krafttraining nach der ILB-Methode – Eine empirische Überprüfung der Trainingseffekte bei Anfängern und Fortgeschrittenen. Diplomarbeit. Universität des Saarlandes, Saarbrücken.

Eifler, C. & Berndt, P. (2017). Effektivität und Effizienz von Krafttrainingsmethoden – HIT versus HVT im fitnessorientierten Krafttraining. fitness MANAGEMENT international (6), 46–47.

Eifler, C. (2013). Empirische Überprüfung der Effekte verschiedener Ansätze zur Intensitätssteuerung im fitnessorientierten Krafttraining. Forschungsbericht der Deutschen Hochschule für Prävention und Gesundheitsmanagement. Saarbrücken.

Eifler, C. (2013). Empirische Überprüfung der Effekte verschiedener Ansätze zur Intensitätssteuerung im fitnessorientierten Krafttraining. Dissertation. Universität des Saarlandes, Saarbrücken.

Froböse, I. (1992). Konzentrische versus exzentrische Muskelarbeitsweise in der postoperativen Behandlung von Verletzungen des Stütz- und Bewegungsapparaten. Gesundheitssport und Sporttherapie, 8, 4–8

Froböse, I. (2011). Das neue Rückentraining: Mit 5-Minuten-Programm (7. Aufl.). München: Gräfe und Unzer.

Fröhlich, M. & Schmidtbleicher, D. (2008). Trainingshäufigkeit im Krafttraining – ein metaanalytischer Zugang. Deutsche Zeitschrift für Sportmedizin, 59 (2), 4–12.

Gail, S., Argauer, P. & und Künzell, S. (2015). Validität eines 5-RM Krafttests im Gesundheits- und Fitnesssport. Schweizerische Zeitschrift für Sportmedizin und Sporttraumatologie, 65 (3), 49.

Güllich, A. & Schmidtbleicher, D. (1999). Struktur der Kraftfähigkeiten und ihrer Trainingsmethoden. Deutsche Zeitschrift für Sportmedizin, 50 (7-8), 225.

Haff, G. G. (2000). Roundtable discussion: machines versus free weights. Strength and Conditioning Journal, 22 (6), 18–30.

Hois, G. & Ziegner, A. (2006). Grundlagen des mehrgelenkigen Trainings in Theorie und Praxis. Bewegungstherapie und Gesundheitssport, 22, 18–25.

Jones, E. J., Bishop, P. A., Richardson, M. T. & Smith, J. F. (2006). Stability of a practical measure of recovery from resistance training. Journal of Strength and Conditioning Research, 20 (4), 756–759.

Kieser, W. (2015). Ein starker Körper kennt keinen Schmerz: Gesundheitsorientiertes Krafttraining nach der Kieser-Methode (Überarbeitete Neuausgabe). München: Heyne.

Mancia, G., Fagard, R., Narkiewicz, K., Redòn, J., Zanchetti, A., Böhm, M. et al. (2013). 2013 ESH/ESC Guidelines for the management of arterial hypertension. The task force for the management of arterial hypertension of the European Society of Hypertension (ESH) and of the European Society of Cardiology (ESC). Journal of hypertension, 31 (7), 1281–1357.

Marschall, F. & Fröhlich, M. (1999a). Überprüfung des Zusammenhangs von Maximalkraft und maximaler Wiederholungszahl bei deduzierten submaximalen Intensitäten. Deutsche Zeitschrift für Sportmedizin, 50 (10), 311–315

Martin, D., Carl, K. & Lehnertz, K. (1993). Handbuch Trainingslehre (2. Aufl.). Schorndorf: Hofmann

Schweizerische Zeitschrift für Sportmedizin und Sporttraumatologie 65 (3), 48-52, 2015

Strack, A. & Eifler, C. (2005a). The individual lifting performance method (ILP) – a practical method for fitness- and recreational strength training. In J. Gießing, M. Fröhlich & P. Preuss (Hrsg.), Current results of strength training research. An empirical and theoretical approach (1. Aufl, S. 153–163). Göttingen: Cuvillier.

Tjøsvoll SO, Mork PJ, Iversen VM, Rise MB, Fimland MS. Periodized resistance training for persistent non-specific low back pain: a mixed methods feasibility study. BMC Sports Sci Med Rehabil. 2020 May 8;12:30. doi: 10.1186/s13102-020-00181-0. PMID: 32411374; PMCID: PMC7206666. Zugriff am 04.09.2023. Verfügbar unter https://pubmed.ncbi.nlm.nih.gov/32411374/

Weineck, J. (1998). Sportbiologie (6. Aufl). Balingen: Spitta

World Health Organization. (2000). Obesity: Preventing and Managing the Global Epidemic - Report of a WHO Consultation: The Stationery Office Books (Agencies).

# 7 TABELLENVERZEICHNIS

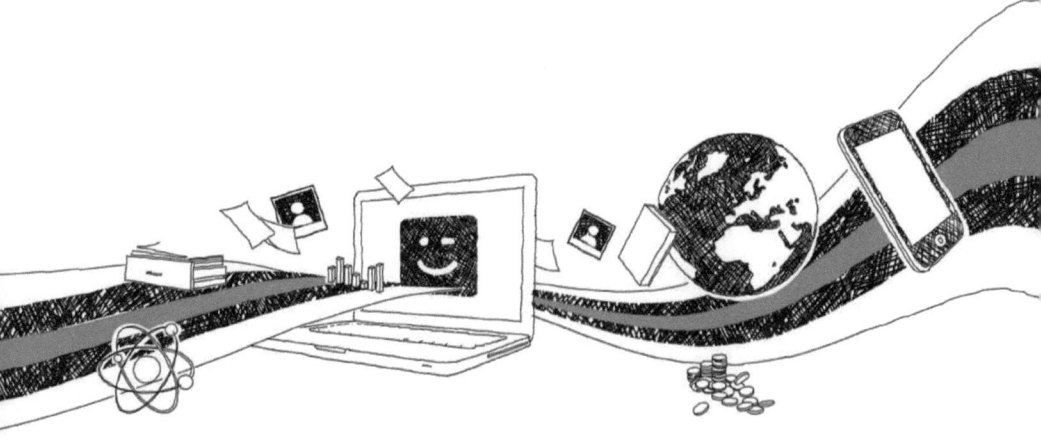
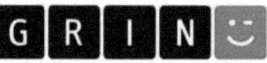